AF326457

DU DIVORCE

ET

DE LA FOLIE

PAR

M. LE DR AUGUSTE VOISIN

MÉDECIN DE LA SALPÊTRIÈRE

(Communication faite à la Société médico-psychologique.)

PARIS

LIBRAIRIE J.-B. BAILLIÈRE ET FILS

19, rue Hautefeuille, près du boulevard Saint-Germain

1882

DU DIVORCE
ET DE LA FOLIE

Par M. le Dr Auguste VOISIN

Médecin de la Salpêtrière

COMMUNICATION FAITE A LA SOCIÉTÉ MÉDICO-PSYCHOLOGIQUE

Le 26 juin 1882.

MESSIEURS,

Depuis que j'ai demandé la parole pour répondre à notre savant collègue, M. Dally, au sujet de la folie et du divorce, cette importante question a été mise à l'ordre du jour de l'Académie de médecine par MM. Blanche et Luys.

Leurs conclusions ne sont assurément rien moins que concordantes, le premier n'admettant le divorce dans aucun cas, le second l'acceptant dès que la folie chronique date de cinq ans.

Je pense, messieurs, que ces deux opinions de nos collègues, sont excessives, et qu'il serait bien d'accepter un moyen terme en tenant compte d'une foule de circonstances qui ont été laissées de côté.

Je dirais même qu'une question si grosse de conséquences n'a point été étudiée suffisamment devant le Parlement, et je me demande comment la seule société en France qui soit composée d'hommes que leurs occupations journalières et leurs recherches rendent aptes à connaître ces questions ; je me demande, dis-je, comment cette société n'a point été consultée, et j'ajoute sans apporter à ma déclaration le plus léger sentiment d'amertume, que je regrette que ceux de nos collègues qui ont été appelés devant la commission parlementaire du divorce n'aient pas obtenu, car ils ont dû le demander, que la Société médico-psychologique fût consultée sur cet important sujet.

DU DIVORCE
ET DE LA FOLIE

Par M. le Dr Auguste VOISIN

Médecin de la Salpêtrière

COMMUNICATION FAITE A LA SOCIÉTÉ MÉDICO-PSYCHOLOGIQUE

Le 26 juin 1882.

MESSIEURS,

Depuis que j'ai demandé la parole pour répondre à notre savant collègue, M. Dally, au sujet de la folie et du divorce, cette importante question a été mise à l'ordre du jour de l'Académie de médecine par MM. Blanche et Luys.

Leurs conclusions ne sont assurément rien moins que concordantes, le premier n'admettant le divorce dans aucun cas, le second l'acceptant dès que la folie chronique date de cinq ans.

Je pense, messieurs, que ces deux opinions de nos collègues, sont excessives, et qu'il serait bien d'accepter un moyen terme en tenant compte d'une foule de circonstances qui ont été laissées de côté.

Je dirais même qu'une question si grosse de conséquences n'a point été étudiée suffisamment devant le Parlement, et je me demande comment la seule société en France qui soit composée d'hommes que leurs occupations journalières et leurs recherches rendent aptes à connaître ces questions ; je me demande, dis-je, comment cette société n'a point été consultée, et j'ajoute sans apporter à ma déclaration le plus léger sentiment d'amertume, que je regrette que ceux de nos collègues qui ont été appelés devant la commission parlementaire du divorce n'aient pas obtenu, car ils ont dû le demander, que la Société médico-psychologique fût consultée sur cet important sujet.

Je disais en commençant, qu'entre les opinions de nos deux collègues, il serait bon d'accepter un moyen terme.

En effet, l'analyse de la question la fait envisager sous bien des faces.

Messieurs, j'étudierai en premier lieu la préexistence de l'aliénation mentale ou de la maladie nervoso-mentale au mariage et les cas où la maladie a été dissimulée; en second lieu, l'apparition de l'aliénation mentale après le mariage, et les causes déterminantes qui l'ont provoquée j'admets, bien entendu, toujours la prédisposition héréditaire), mais combien de prédisposés ne deviendraient-ils pas aliénés sans l'intervention de facteurs nouveaux ?

PREMIÈRE CATÉGORIE.

Préexistence de l'aliénation mentale ou de la maladie nervoso-mentale au mariage.

Dans ce cas, ou bien la maladie antérieure au mariage était connue du conjoint, ou elle en était ignorée. Chacun admettra que, si *elle était connue*, il n'y a pas matière à divorce : en effet, faudrait-il qu'après avoir joui de la possession de son conjoint, l'autre l'abandonnât étant malade ? La loi se prêterait d'autant moins à une semblable lâcheté que ces sortes de mariages ne se font que trop souvent par convenance et pour des raisons de fortune.

Je connais plusieurs cas de ce genre. Une demoiselle avait des vertiges et des absences; le futur en avait connaissance, mais elle était excessivement jolie, aimable et riche. Le mariage se fit; le premier accouchement provoqua des attaques d'épilepsie suivies de délire.

L'épilepsie a persisté et l'intelligence s'est troublée. Il existe ajourd'hui un délire de persécution qui a rendu impossible son maintien dans la famille malgré des périodes lucides.

L'état maladif date de dix ans.

Je ne pense pas que le divorce dût être accordé dans un cas semblable.

Un jeune homme était faible d'esprit, incapable d'une conversation suivie, mal conformé, mais excessivement riche..... Il fut agréé par des parents qui lui donnèrent leur fille en mariage.

Quelques années après leur union, il fallut placer le mari en maison de santé.

Un jeune homme choréique, très original, ayant une belle position dans l'administration, obtient malgré mes conseils la main d'une jeune fille sans fortune. Un an après, il est tombé en démence et sa santé physique ne fait pas craindre sa mort.

On pourrait en citer bien d'autres.

Supposons, au contraire, que *la maladie antérieure au mariage ait été inconnue* du conjoint; dans un cas pareil, je pense que l'on devrait autoriser le divorce, car il y aurait eu tromperie, supercherie dont il ne serait pas équitable de rendre l'autre conjoint victime.

Les maladies antérieures au mariage, auxquelles je fais allusion, sont les suivantes :

En premier lieu, l'épilepsie, l'imbécillité, les folies intermittentes, la dipsomanie et un certain nombre de ces folies morales sur lesquelles Trélat a composé son savant livre.

Épilepsie. — Il n'est pas besoin d'insister sur les sentiments que ressent un mari ou une femme, lorsqu'il constate quelques jours après le mariage qu'il a épousé un épileptique.

Les conséquences de ces misères sont épouvantables, en raison des attaques et des phases de délire et de folie que cette maladie détermine.

D'un autre côté, la société a intérêt à empêcher, par tous les moyens en son pouvoir, la transmission d'un mal si héréditairement fatal.

Vous avez entendu notre honoré maître M. Delasiauve nous raconter les observations d'épileptiques dont le mariage a pu se faire en cachant la maladie à la famille de la future :

Un marié est pris de fureur subite le jour du mariage, il tue son beau-père en passant de la salle où l'on dansait dans une autre pièce.

Un autre tombe au milieu de l'église, après la célébration de son mariage.

Trélat (*Folie lucide*) a cité l'observation d'une femme de trente-huit ans qui est entrée dans son service de la Salpêtrière. Elle a eu toute sa vie des accès de colère durant une minute, pendant lesquels elle profère d'une façon retentissante de grossiers jurements et les menaces les plus terribles. Elle devient pâle et le regard est fixe. Ces accès se produisent plusieurs fois par semaine et souvent deux fois par jour. Elle est insociable et ne peut s'appliquer à rien. Elle n'a pu rester avec son mari.

Imbécillité. — La loi doit, à mon avis, d'autant plus autoriser le divorce pour les cas où l'imbécillité a été cachée et dissimulée, que ces dégénérés demandent fréquemment et avec instance le mariage et que la jurisprudence actuelle enseigne (1), à propos de l'article 146 du Code civil, livre 1er: (Il n'y a pas de mariage, lorsqu'il n'y a pas de consentement), enseigne, dis-je, que la faiblesse d'esprit qui ne va pas jusqu'à rendre incapable de consentir, n'est pas un empêchement au mariage.

Les cas ne sont pas rares de parents qui songent à marier leurs enfants atteints de faiblesse de l'intelligence et d'imbécillité; quelques-uns même pensent que le mariage améliorera leur état. J'ai entendu professer la même opinion à propos de l'épilepsie.

Quelques bons jugements de divorce réprimeront ces tendances. J'observais récemment un jeune homme d'une faiblesse intellectuelle notoire, d'un jugement mal équilibré, d'une grande originalité, pour le mariage duquel son père me consultait; je ne suis pas encore arrivé à l'en dissuader.

Trélat a dit qu'il avait dans son service des imbéciles, mêmes des idiotes qui sont mariées, et qui ont des enfants.

Trélat dit encore : « Jamais la question si grave du mariage et la légèreté avec laquelle il se contracte n'apparaît plus sombre et plus triste que dans les cas où il y a à la fois de la richesse physique et de la misère morale, et où l'individu homme ou femme qui se laisse séduire par ce qui se voit ne donne aucune attention à la présence ou au déficit d'attributs plus nécessaires qui ne pourraient être reconnus et appréciés qu'avec une étude sérieuse. »

Messieurs, quand on saura que l'imbécillité et à plus forte raison l'idiotie sont une cause de divorce, les familles seront moins faciles en fait de mariage; ce sera un premier pas vers l'amélioration de la race humaine à la détérioration laquelle on assiste sans l'avertir efficacement du péril.

La sélection si judicieusement pratiquée pour les animaux est, en effet, lettre morte quand il s'agit de l'homme,

____

(1) Marcadé. Code civil, I (Lebret, Pocquet).

et les convenances et la cupidité sont des mobiles trop
fréquents ordinaires du choix des conjoints.

Folie intermittente. — L'intervention d'une loi sur le
divorce est encore d'autant plus utile pour empêcher le
mariage des aliénés à accès, que la jurisprudence (Delvin-
court et Proud'hon) (1) enseigne « qu'il y a une différence
entre l'interdit et le fou qui ne l'est pas; qu'un fou peut
avoir des intervalles lucides, et que, tant que l'interdiction
n'est pas prononcée, les actes faits pendant un intervalle
lucide sont valables.

Dipsomanie. — La *dipsomanie* a des conséquences tellement tristes au point de vue de la famille, du ménage, des
enfants et de la moralité de la femme, et cette maladie est
tellement incurable que je considère sa dissimulation avant
le mariage comme devant être une cause de divorce.

J'ai observé, dans ces derniers temps, un fait de dipsomanie chez une jeune femme mariée depuis quatre à cinq
mois. C'est par hasard que son mari s'est aperçu qu'elle
avait l'habitude de boire en cachette des liqueurs fortes et
même des eaux dentifrices. Elle cache les bouteilles sous
son oreiller, dans les tiroirs ; elle boit dès qu'elle est seule
et son mari l'a trouvée plusieurs fois ivre et sans connaissance.

Les parents de cette jeune femme avaient caché ce vice
dans la pensée que le mariage la guérirait.

J'ai lu, dans le livre de Trélat sur la folie lucide, quelques observations des plus convaincantes à ce sujet. La
tromperie n'a pu être découverte que dans un cas avant le
mariage.

Je résume deux de ces observations.

M. de M... (2), jeune Allemand de vingt-cinq ans,
épouse Mlle de X..., qui en a dix-sept. La nouvelle mariée
est d'une grande beauté, elle est aussi bonne que gracieuse
et se promet d'exercer la bienfaisance autant que sa fortune
le lui permettra. Son intelligence a été très cultivée. Que de
motifs pour prédire à ce jeune ménage un bonheur facile !

A tant de conditions réunies il en manque une importante. Comme cela se fait si souvent, on n'avait permis à
Mlle X... que d'entrevoir celui qu'elle allait épouser.

(1) Marcadé, Code civil, 1.
(2) Trélat, *Folie lucide*, p. 264.

Quoique compatriote, elle le connaissait à peine. La famille
s'était attentivement appliquée à cacher des vices grossiers
qui eussent empêché cette union si on en eût été informé.
On comptait sur le mariage pour guérir un dipsomane violent et dangereux, dont les accès étaient fréquents et qui,
dans son ivresse, s'armait de pistolets, menaçant de tuer
tous ceux qui l'entouraient. Une fois marié, la moindre de
ses folies était d'envoyer chercher des chevaux de poste à
minuit et d'exiger, revolver en main, que sa jeune femme
partît avec lui. Au bout de peu de jours de mariage, la
malheureuse victime, qui avait toujours été élevée avec
douceur, était couverte de meurtrissures. Son mari ne tarda
pas à être pour elle un objet d'épouvante et à lui devenir
odieux.

Cette jeune femme tombe dans le désespoir. Elle souffre
longtemps seule, mais quelques années plus tard elle se
trouve réfugiée à l'étranger, ayant renoncé à tout excepté
à deux personnes, un homme et un enfant, un homme qui,
lui aussi, a tout abandonné pour elle, et qui sent le mal-
heur infini de la situation qu'il lui a faite.

Elle a eu tort sans doute, mais à qui ce tort doit-il être
imputé, sinon à la famille qui l'a trompée et jetée dans le
désespoir qui l'a perdue ?

Voici l'autre observation de Trélat: On ne peut pen-
ser (1) sans frémir, dit-il, à ce qui faillit arriver à l'une des
familles les plus éminentes par la double recommandation
du savoir et de la pratique des vertus privées. Un jeune
homme recherchait la fille chérie de la maison, ses visites
étaient agréées. Tout paraissait raisonnable dans cette al-
liance. Ce jeune homme avait de l'esprit, de l'instruction,
il plaisait à tous les amis de la famille autant qu'à la famille
elle-même. Et pourtant quoiqu'il gardât encore tous les
caractères extérieurs, toutes les apparences de l'élévation,
il était assez déchu déjà pour entrer chez les marchands de
vin, chez les liquoristes et pour boire à leur comptoir. Il y
fut vu par un parent de la maison qui revint sur ses pas et
et regarda à deux fois avant d'en croire ses yeux. Que
serait-il arrivé s'il eût eu moins de cynisme et ne se fût pas
mis ainsi à découvert ?

____

(1) Trélat. *Folie lucide*, page 163.

DEUXIÈME CATEGORIE

Apparition de l'aliénation mentale pendant le mariage.

Trois cas peuvent se présenter.

Dans le premier cas, la folie a été évidemment causée par les mauvais traitements, la mauvaise conduite du conjoint, l'abandon d'un conjoint par l'autre, les pertes d'argent et les chagrins des époux, la mauvaise conduite des enfants, les travaux excessifs et l'état puerpéral.

Dans le deuxième cas, l'étiologie présente une telle obscurité que l'on ne peut formuler son opinion.

Dans le troisième cas, une vie de désordre et des excès ont produit l'aliénation mentale.

Premier cas. — Mon opinion est que le divorce ne saurait être accordé quelle que soit la durée de la folie chronique.

L'union conjugale a été d'autant plus resserrée que la maladie est la conséquence des vicissitudes par lesquelles a passé le ménage et des actes qui sont l'essence même du mariage.

Voici quelques observations à l'appui :

A. — MAUVAIS TRAITEMENTS DU MARI OU DE LA FEMME
ENVERS SON CONJOINT.

Une femme L... est devenue paralysée générale à la suite de mauvais traitements de son mari et de fatigues excessives pour élever et nourrir ses enfants, payer son terme, etc.

Ce misérable non content de ne rien apporter à la maison, prenait le pain que sa femme avait acheté pour ses enfants et dérobait ses vêtements, jusqu'à ses bas, pour aller boire.

Le mari de la nommée G... était buveur, violent, et battait sa femme devant ses enfants.

Le mari de la nommée F... était très violent, l'a frappée d'un coup de hache et introduisait des femmes dans son domicile.

Le mari de la nommée N... la menaçait de la tuer lorsqu'il était ivre.

Un nommé M.... a rendu sa femme aliénée mélancolique par ses mauvais traitements. Quoique gentilhomme, il s'adonnait à la boisson et l'alcoolisme a déterminé chez lui un état d'irritabilité excessive pendant lequel il injuriait sa femme ; il l'accusait de rechercher d'autres hommes et il la frappait à coups de cravache.

Ce misérable obtiendra-t-il le divorce ?

Violences envers sa femme. — Le mari de C.... a battu sa femme, âgée de seize ans, dès le second mois de son mariage. Depuis, coups de pied et coups de poing. Ce mari avait une maîtresse, et il reprochait à sa femme d'être trop grasse (il l'appelait grosse berdouille).

Elle est aliénée mélancolique depuis 1868.

La nommée Luc... avait pour mari un homme buveur et brutal qui se livrait sur elle à des violences sauvages ; un soir entre autres, devant une amie, il a enroulé les cheveux de sa femme autour de son bras, l'a traînée dans la chambre et l'a menacée de la retourner comme un lapin. Cette malheureuse a été atteinte de folie congestive avec hallucination et stupeur.

La nommée Har..., hallucinée chronique, est devenue aliénée par suite de mauvais traitements de son mari qui, pendant une dernière grossesse, lui reprochait de ne pas assez travailler et lui donnait des coups de botte dans le ventre.

Une dame Mar..., qui était battue, violentée par son mari pendant ses fureurs ébrieuses, est devenue aliénée lypémaniaque chronique.

Mauvais traitements du mari. — Une femme Cruv...., atteinte de mélancolie chronique depuis huit à neuf ans, a pour mari un débauché, joueur, qui a dépensé son bien et celui de sa femme au jeu. Il vendait les affaires de sa femme et allait boire avec les chiffonniers. Étant ivre, il la traînait à terre, la tirait par les cheveux, lui montait sur le ventre, et la frappait à coups de botte.

En dehors de ces moments-là, il était charmant. On n'accordera pas, je suppose, le divorce à cet homme, parce que sa femme est atteinte d'une folie lypémaniaque d'une date ancienne et compliquée de cachexie et de démence.

Une autre, Bru..., a souvent des scènes avec son mari

qui rentre ivre. Elle en a eu une pendant qu'elle nourrissait, le lait a cessé de venir. Elle était aliénée mélancolique quelques jours après et depuis elle est tombée dans la démence.

Une autre Né... est devenue aliénée à la suite de l'abandon de son mari qui était ivrogne. La folie remonte à huit ans.

Une nommée Che... a été séparée de corps et de biens d'avec son mari à la suite de la mauvaise conduite de celui-ci qui vivait avec d'autres femmes et dépensait l'argent du ménage. La misère dans laquelle elle est tombée l'a rendue malade mélancolique cachectique depuis 1868.

B. — ABANDONS DE FEMMES PAR LEURS MARIS.

Une nommée Trib... a été très malheureuse en ménage ; elle a été abandonnée par son mari il y a trente ans ; il l'a laissée dans la misère et il a pris sa fille pour maîtresse.

Une nommée Mar... a été maltraitée puis abandonnée par son mari, buveur de profession, et est tombée dans une folie lypémaniaque qui s'est compliquée de démence.

La nommée Guet... a été très malheureuse en ménage et abandonnée par son mari. Celui-ci vivait avec d'autres femmes et n'apportait rien au ménage, de sorte que cette pauvre femme subvenait presque seule à l'entretien de ses enfants (elle en a eu dix-sept).

Elle a été atteinte de folie mélancolique qui s'est compliquée de démence et de cachexie.

Une nommée Pig... a été abandonnée par son mari qui a tout emporté, mobilier, argent, etc., et elle a été frappée de paralysie générale.

Une nommée Vinc... a été abandonnée par son mari pour aller vivre avec d'autres femmes ; elle a été frappée de paralysie générale.

C. — PERTES D'ARGENT PAR LA FAUTE DU CONJOINT, FAILLITES.

Une femme Chat... est devenue paralysée générale par suite des pertes d'argent que son mari a faites dans le commerce. Le nombre des individus devenus aliénés dans ces circonstances est considérable.

D. — CHAGRINS PAR PERTE D'ENFANTS, PAR LA MAUVAISE
CONDUITE DES ENFANTS.

J'ai observé un certain nombre de femmes qui sont de-
venues aliénées à la suite de la mort de leurs enfants, Ei...
et Gau..., d'autres à la suite de l'abandon du foyer paternel
par leurs fils. Ainsi les nommées Gall..., Des... et Rig...

E. — IMPRESSIONS TRISTES ET EFFRAYANTES AU SUJET DU
CONJOINT.

Accorderait-on le divorce dans les cas où la femme a été
terrifiée, comme pendant la Commune, par les recherches
que les fédérés faisaient des maris pour les entraîner dans
leurs rangs et par les menaces les plus effrayantes, comme
cela est arrivé à une nommée Pru..., entre les jambes de
laquelle les fédérés avaient placé un obus dont ils appro-
chaient une mèche allumée afin de lui faire dire où était
caché son mari ?

F. — ÉTAT PUERPÉRAL.

Accorderait-on le divorce dans le cas où la folie est la
conséquence du mariage ? Je ne crois pas que la loi consa-
crerait une pareille demande.

Une nommée Bez..... a été prise d'ictère pendant qu'elle
nourrissait son enfant âgé de quatre mois. Le lait s'est
supprimé. Quelques jours après, hallucinations de l'ouïe
injurieuses. Elle est atteinte de folie lypémaniaque avec
démence qui date de trente ans.

Une nommée Br... est devenue aliénée lypémaniaque
chronique à la suite de suppression de l'allaitement par la
mort de son enfant.

Une femme Rol... est devenue folle au vingt-sixième
jour d'un accouchement et est restée aliénée mélancolique.

G. TRAVAIL EXCESSIF DU CONJOINT.

Je n'oublierai pas les cas où l'aliénation mentale est le
résultat du travail excessif du conjoint pour augmenter les
acquêts de la communauté et le bien-être du mariage et
des enfants.

En résumé, la loi permettrait-elle le divorce au conjoint de l'aliéné, alors que les causes que je viens d'énumérer sont la conséquence de l'union conjugale ? Faudrait-il qu'après avoir joui de la possession de son conjoint, le mari ou la femme abandonnât le malade ? Quant à moi je déclare que l'on ne saurait accorder le divorce dans ces circonstances, quelle que soit la durée de la vie de l'aliéné.

Deuxième cas. — Quant aux cas où la cause de la folie incurable est inconnue, je crois qu'il ne faudrait en aucune façon accorder le divorce, parce qu'il est quelquefois bien malaisé de savoir ce qui s'est passé dans l'intérieur d'un ménage et parce que le conjoint qui demande le divorce a intérêt à cacher des faits que l'aliéné ne peut faire connaître ou à en alléguer d'autres que l'aliéné ne peut rectifier.

3o Dans le *troisième cas*, la demande de divorce doit être, à mon avis, prise en considération.

Il s'agit alors de ces buveurs de profession qui sont d'incorrigibles récidivistes. Ces individus, vous les connaissez bien, sont pris sous l'influence d'un excès de boisson, quelquefois léger, de folie transitoire caractérisée par les actes les plus variés et souvent les plus incohérents et les plus dangereux.

Le conjoint est dans une situation déplorable et les enfants ont sous les yeux un spectacle qui peut bien devenir contagieux.

Je voyais tout récemment encore une pauvre femme dont le mari, buveur d'absinthe, se livre à des violences sur elle, au moins une fois par mois, la frappe avec les objets du ménage, l'injurie de la façon la plus obscène et ne se gêne en aucune façon devant son fils. Il est arrivé à plusieurs reprises que cet insensé a jeté sa femme et son fils dehors en pleine nuit.

Cela dure depuis vingt-six ans.

J'admettrais encore le divorce dans les cas d'alcoolisme chronique et de démence paralytique de cause syphilitique parce que la maladie chronique incurable est alors du fait du malade qui est arrivé à cette déchéance par des excès de toute sorte.

Je dis alcoolisme chronique et démence paralytique syphilitique, parce que ces états chroniques sont susceptibles de durer un grand nombre d'années.

Je ne rangerais pas dans ces cas la paralysie générale

quoique dûment causée par des excès de toute sorte, parce que son évolution relativement courte n'éloigne pas indéfiniment la possibilité d'un second mariage.

D'autres questions ont été soulevées par notre collègue, M. Luys, devant l'Académie de médecine.

Les folies chroniques datant de plus de cinq ans sont-elles incurables ?

La paralysie générale des aliénés est-elle absolument incurable ? Et par conséquent le divorce devrait-il être accordé lorsqu'une folie date de quatre ans pour l'homme et de cinq ans pour la femme, et l'existence de la paralysie générale autorise-t-elle l'obtention du divorce ?

Notre savant collègue, M. Luys, a dit en parlant des conditions du divorce, qu'il n'admettait qu'une durée moyenne d'aliénation mentale : quatre ans chez les hommes et cinq ans chez les femmes, pour qu'un état psychopathique passât à l'état chronique et pour que le divorce fût accordé ; et quant à la paralysie générale, son avis est qu'une fois constituée avec ses facteurs morbides, elle ne guérit jamais ; elle frappe de mort tous les sujets qu'elle touche.

Vésanie

1. *Relativement au premier point*, c'est-à-dire aux vésanies, j'ai moi-même ici, en 1874 (1), dit que j'avais toujours rencontré des lésions des cellules cérébrales et des vaisseaux chez les aliénés après quelques mois de maladie, et mes observations ont été l'objet de critiques de la part de MM. Blanche, Fournet J'ai ajouté que je pensais qu'il pouvait se faire des suppléances de cellules altérées par des cellules saines ; que l'ictus morbide qui a accompagné un état de folie ayant cessé, des cellules restent altérées, mais que par suite des communications des cellules entre elles, des cellules des départements contigus remplacent à peu près les premières, de même qu'après des obstructions vasculaires on voit des capillaires s'amplifier pour remplacer les vaisseaux oblitérés.

(1) *Annales méd-psych.* t. II, p. 233.

Telle est pour moi l'explication de cas de guérison de vésanies observées par d'autres et par moi.

Je ne crois pas en effet que l'on puisse avancer que toute aliénation mentale vésanique qui a duré cinq ans soit incurable.

Roller et Hergt ont guéri un nombre assez important de femmes aliénées chez lesquelles la maladie remontait à plus de cinq ans. J'ai mentionné plusieurs de ces cas dans la relation d'une visite que j'ai faite à Illenau (1).

Moi-même j'ai été assez heureux pour obtenir quelques guérisons dans ces conditions.

Voici une observation de guérison qui m'a beaucoup frappé :

La nommée Vve R..., Marie, quarante-cinq ans. Entrée le 22 octobre 1864 dans mon service de la Salpétrière, alors dirigé par M. Falret père, avec un certificat portant qu'elle était atteinte de mélancolie ; elle a été examinée plusieurs fois par MM. Falret et Lasègue.

Lorsque je pris le service, en 1867, j'obtins les renseignements suivants : mère, soixante-seize ans, bien portante, d'une bonne constitution. Père, soixante-douze ans, bien portant, d'une santé délicate ; grand'mère paternelle, morte à quatre-vingt-quatre ans. Grand-père paternel, mort jeune, de fièvre cérébrale (chagrins). Grand'mère maternelle morte très âgée, bonne santé. Grand-père maternel, bonne santé. La malade n'a eu qu'une sœur, qui vit et est bien portante. Elle s'est mariée jeune, dit que son beau-frère l'a volée, en ne donnant pas ce qui était convenu dans le contrat. Son commerce n'a pas réussi, elle est tombée dans la misère. La faillite est survenue neuf à dix jours après qu'elle venait d'accoucher de son quatrième enfant. Elle a été prise de délire ; cela se passait il y a vingt-trois ans. A perdu son mari il y a dix-huit ans. Quelques années après, pendant qu'elle était dame de comptoir dans un café, elle a eu des névralgies dans la région oculaire et la joue gauches, lesquelles ont duré deux à trois ans avec des intervalles, et ont cessé après la prise d'un médicament très violent qui l'a plongée dans une sorte de léthargie ; elle a quitté la maison et s'est placée dans un salon littéraire, puis est retournée chez son père.

(1) *Bulletin de thérapeutique*, 1876.

Tout allait bien lorsque, en 1861, elle reçut la confidence d'une de ses filles qui avait été l'objet de violences de la part du mari d'une de ses amies. Elle en fut accablée et elle arriva à croire qu'on voulait tuer ses parents; elle ne savait dire qui voulait les tuer ni comment. Elle tomba dans l'exaltation; son médecin M. Costa, vint la voir, lui donna une potion calmante et la mena avec son frère à la préfecture ; de là, il l'a conduite en 1864 à la Salpêtrière. Après des instances de ma part, elle me raconte qu' « elle est enceinte de quarante-deux mois. J'ai eu, dit-elle, des relations avec un individu après la mort de mon mari ; ma grossesse a été constatée par une sage-femme, je sens remuer, j'ai des maux de cœur ; c'est une honte pour moi et mes enfants, c'est affreux ; ne le dites pas (elle pleure en disant cela). Quand j'accoucherai, je mourrai. Dites-moi, avez-vous jamais vu une grossesse de quarante-deux mois? Y croyez-vous? J'ai confiance en vous. »

Je lui dis que ce n'est pas possible et je lui montre un livre où il est imprimé qu'une grossesse ne peut dépasser trois cents jours. Elle me fait promettre de ne rien dire de tout cela ; sans quoi, tout le monde la verrait de mauvais œil.

Quand elle voit ses filles, elle commence par être gaie, puis leur dit qu'elle les fera tuer, elle ajoute qu'elle est enceinte.

Pendant qu'elle travaille, elle sort quelquefois subitement de la salle de travail, crie, dit qu'elle est une malheureuse, pleure, parcourt rapidement la cour en tous sens. Dans ses moments de désespoir, elle demande à ne pas sortir d'ici, mais craint qu'on ne la renvoie. Gargouillement presque continuel dans son ventre, entendu à distance. Appétit; mange régulièrement.

20 octobre 1868. — Mêmes craintes d'être enceinte : « Je suis sûre d'être enceinte, comme il y a un bon Dieu. Pourquoi suis-je énorme comme cela ? » Je traite la malade par l'hydrothérapie, des pilules de fer, des bains de barèges ; mais l'état reste le même. Mêmes idées de grossesse, même tristesse, même désolation. Je constate, le 27 octobre, que le corps de l'utérus est douloureux, plus gros qu'il ne faudrait, de près du double que dans l'état de vacuité. Je cherche à faire pénétrer dans la cavité utérine une sonde utérine, mais inutilement, et ce n'est qu'après plusieurs jours de dilatation du col par des morceaux d'éponge pré-

parée que j'y parviens. Il sort alors du col utérin une assez grande quantité de liquide, non filant, à peine un peu louche. J'ai fait à plusieurs reprises, les jours suivants, à des intervalles de quarante-huit heures, des injections dans la cavité utérine de solution de nitrate d'argent au 20°. La quantité injectée a été, chaque fois, d'un centimètre cube.

Les injections n'ont été suivies d'aucune douleur. Pendant le mois qui a suivi le commencement du traitement, il est sorti du col utérin une grande quantité de liquide aqueux clair, puis, après ce temps, le liquide a été filant.

Le 4 novembre, la quantité injectée a été de 2 centimètres cubes, et l'injection a été suivie d'une légère douleur dans la région sacrée.

J'ai cessé les injections au bout de six semaines.

Le 2 février, la malade me dit avoir la sensation de voix intérieures chantantes, mais ne plus avoir la sensation de grossesse depuis une injection qui a causé de vives douleurs dans les premiers jours de décembre ; elle ajoute qu'elle devait être folle. Elle ne perd plus de liquide par le col utérin ; elle est toujours très émotive.

6 avril. Elle éprouve encore, par moments, une sensation de gonflement abdominal et de la tristesse ; mais elle n'a plus l'idée qu'elle est enceinte.

L'état de tristesse a diminué depuis progressivement, et, en septembre 1870, elle était parfaitement guérie.

Je l'ai gardée encore dans mon service pendant deux ans, jusqu'à ce que des affaires d'intérêt qu'elle avait eussent été arrangées.

Elle est rentrée dans la société depuis novembre 1872 ; elle est revenue souvent voir les employées du service, et j'ai pu constater que la guérison s'est bien maintenue.

Je lui ai demandé, il y a quelques jours, de venir se présenter aujourd'hui devant vous ; elle me l'avait promis, mais j'ai reçu la lettre suivante :

Paris, le 14 juin 1882.

« Cher et bon docteur,

» C'est avecque paine que je viens vous prévenir de ne pas comter sur moi comme je vous l'avais promis dans la penssée de vous être agréable. J'avais oublier que j'ai des enfants a qui je me dois et puis ce passer a été pour les miens et pour moi une sourse de douleurs et de peines

qu'il est hunutille dans mon interait et daprais lamitiée
que vous mavez toujours témoigné de renouveler. Vous le
savez, cher docteur, j'ai des petits enfants et il faut quil
hiniorre toujours ce triste passer, vous qui êtes père vous
devez comprendre mes juste raisons.

» Malgré la petite contrariété que mon refus va vous
causer j'espère ne perdre en rien dans votre acfection.

» Et vous prie de recevoir l'assurance de ma profonde
reconnaissance.

» Vᵛᵉ REUL... »

Voici une observation de folie circulaire qui est très
améliorée depuis quatre ans, en ce sens qu'elle présente
des intervalles lucides de plus en plus longs, de trois à
six mois.

La nommée Porte..., est entrée, en 1864, dans le service
de M. Baillarger.

Elle présente très nettement depuis cette époque la
forme dite circulaire.

Entrée dans mon service en 1868, elle a été traitée par
moi dans la période d'excitation par la morphine, et dans
la période de stupeur par le baschisch. Je suis arrivé après
cinq à six ans de traitement à rompre l'habitude morbide,
c'est-à-dire à diminuer de beaucoup la durée des périodes
et à obtenir des intervalles lucides, tels que depuis quatre
ans, cette femme peut sortir de temps en temps avec sa
sœur, rester absente du service pendant plusieurs jours,
prendre part à des fêtes de famille, telles que la première
communion de ses petits-enfants.

Voici quelques observations de guérison après cinq,
six et huit ans de folie :

*Folie lypémaniaque. Idées de persécution et hallucinations
de l'ouïe ; idées de suicide. Traitement par les injections sous-
cutanées de chlorhydrate de morphine. Guérison. Dose
maximum, 12 centigrammes.* — La nommée Mol..., âgée
de trente-six ans, est entrée dans mon service le 11 novembre 1876 dans un état de folie caractérisé par des hallucinations de l'ouïe et des idées de persécution.

L'examen des sens ne présente rien de particulier. Parole normale. Mémoire intacte. Se plaint d'une douleur
fixe à l'épigastre. Aménorrhée depuis six mois. Léger
souffle à la base du cœur au premier temps. Elle se sent la

tête malade, parce qu'on lui fait beaucoup de chagrin ; elle a même cherché à se détruire plusieurs fois. Elle entend des voix qui chuchotent à ses oreilles sur les événements de la Commune.

Jusqu'en 1870, santé bonne, à part l'irrégularité de la menstruation. Pas d'attaques de nerfs antérieures. A été fort effrayée pendant le siège et la Commune, se croyait poursuivie et accusée d'assassinats et d'incendie. Est entrée à Sainte-Anne en 1872, où elle est restée sept mois ; y est rentrée au bout d'un an, avec le même délire de persécution, de l'agitation, de l'insomnie, des idées de suicide.

Sa mère est morte d'apoplexie.

Injections de chlorhydrate de morphine à la dose initiale de 3 milligrammes. En décembre, les hallucinations sont beaucoup moins fréquentes ; mais elle est toujours effrayée, et n'a pas encore conscience de son état de maladie. La dose est de 12 milligrammes. Elle est successivement portée à 6 centigrammes, matin et soir, et maintenue pendant les mois de février et mars. L'amélioration s'est accentuée ; les hallucinations ont disparu, la malade se rend compte de son état. Les doses sont abaissées pendant le mois de mars, et, le 31, elle sort guérie.

Juin 1882. — La guérison ne s'est pas démentie. Mlle Mol... vient me voir de temps en temps. Elle tient le ménage de son père. Elle est restée un peu originale, mais elle l'a été toute sa vie.

Autre fait. — *Folie lypémaniaque, caractérisée par des hallucinations et idées de persécution. Traitement morphinique. Guérison. Dose maximum, 18 centigrammes.* — La nommée Boub... est entrée dans mon service le 15 mai 1875, dans un état de folie caractérisée par des hallucinations et des idées de persécution.

L'examen des sens ne révèle rien de particulier. Elle se plaint d'avoir eu des étourdissements, accompagnés de phosphènes. Elle sent comme des piqûres d'épingle sur le côté de la tête, à la région pariéto-temporale ; et chaque fois qu'on y touche elle éprouve une sensation piquante. « Beaucoup de mes cheveux sont tombés, me dit-elle ; je sens courir des poux et des punaises. » Depuis la guerre, son esprit est resté embrouillé, puis elle s'est crue peu à peu en butte aux injures et menaces de ses voisines. Elle entendait une voix de somnambule qui lui donnait des

ordres. Elle a cherché à se noyer, à se jeter du haut de la maison. Elle ne prenait plus soin ni d'elle-même ni de son ménage.

Commencement du traitement par les injections sous-cutanées de chlorhydrate de morphine, à la dose de 3 milligrammes, derrière l'oreille droite.

Le 10 juin, la sensation de picotements dans la tête a disparu ; l'injection faite à l'avant-bras est de 18 milligrammes jusqu'en juillet, où la dose est abaissée, par suite de non-tolérance, puis cessée tout à fait.

L'état de cette femme est un peu amélioré à cette époque, mais elle n'a pas encore conscience de sa maladie.

Au mois de septembre, les hallucinations reparaissent ainsi que le délire. Je reprends les injections de morphine, qu'elle supporte bien jusqu'à la dose de 9 centigrammes, matin et soir.

Le 8 décembre, elle n'éprouve plus de picotements dans la tête ; mais, en avril 1876, elle croit encore à la réalité de ses hallucinations passées. La dose est abaissée ultérieurement à 3 centigrammes.

Le 31 mai 1877, elle sort guérie.

1882. La guérison ne s'est pas démentie. Cette femme vient me voir de temps en temps.

Folie lypémaniaque. Refus de manger, de travailler. Dysmnésie. — Traitement par la morphine. Dose quotidienne maximum, 7 centigrammes. — Mlle B..., couturière, vingt-cinq ans, malade depuis six ans, à la suite de quelques contrariétés de famille.

Mélancolique. Ne se croit pas comme les autres. Refuse de travailler, de se nourrir. Perte de mémoire dont elle a conscience.

Le 5 juillet 1880. Traitement par les injections sous cutanées de chlorhydrate de morphine, à la dose initiale de 5 milligrammes.

Le 7 août, 35 milligrammes matin et soir. Vomissement. Beaucoup de somnolence.

Le 30 août. La malade travaille, reconnaît qu'elle se fait de fausses idées ; mange bien.

En septembre, état stationnaire.

En octobre, l'amélioration se prononce ; la dose de morphine est progressivement abaissée.

En décembre, la malade va très bien. Les injections ont

été continuées le soir pendant quelque temps à 10 milligrammes, à cause d'insomnie.

Folie lypémaniaque. Guérison par les injections sous-cutanées de chlorhydrate de morphine. Dose quotidienne maximum, 6 centigrammes. — Mlle Aub.., vingt-quatre ans, malade depuis deux ans, à la suite de frayeurs et de contrariétés affectives.

Céphalalgie. Changement de caractère. Elle devient taciturne, se cache dans les parties les plus reculées de la maison. A suivi un traitement tonique et hydrothérapique, sans résultat.

Traits réguliers; face pâle. Pas d'ataxie de la langue ni des lèvres, pas d'inégalité pupillaire ; sensibilité normale; parole lente. Ordinairement mutisme et un peu de stupeur. Se croit devenue imbécile et serait bien heureuse de mourir.

Le 6 octobre 1879. Traitement par les injections sous-cutanées de chlorhydrate de morphine.

A la dose de 20 milligrammes, matin et soir, elle commence à causer avec les personnes qui la soignent. Nausées et vomissements. A la dose de 30 milligrammes, matin et soir, qui a été atteinte en quinze jours, elle commence à prendre part aux occupations du ménage.

Les doses, élevées jusqu'à 45 milligrammes, sont abaissées, et le 11 novembre la guérison est complète.

S'est mariée depuis sa sortie, et continue de très bien se porter.

Folie lypémaniaque. Idées hypochondriaques, Hallucinations de l'ouïe. Guérison par les injections sous-cutanées de chlorhydrate de morphine. Dose quotidienne maximum, 8 centigrammes. — Mme Mor..., quarante-cinq ans, malade depuis cinq ans, néglige sa famille, prend des habitudes de vagabondage, abandonne le travail, et déraisonne continuellement. Elle crache toujours et prétend qu'elle a dans le voile du palais un trou par lequelle s'échappent ses idées. Elle a des hallucinations de l'ouïe, à la suite desquelles elle a des crises de colères et de pleurs. Elle a été traitée pendant cinq mois par les injections sous-cutanées de chlorhydrate de morphine. La dose maximum a été de 82 centigrammes en quatre fois par jour. La guérison a été obtenue en dix mois et persiste depuis trois ans.

Folie lypémanique causée par des hallucinations de

l'ouïe; guérison. — La nommée An.., soixante-trois ans, est entrée le 16 août 1875 dans mon service, avec du délire de persécution, des hallucinations de l'ouïe et de l'odorat, des tendances hypochondriaques.

Cette femme est atteinte depuis onze ans de surdité et de bourdonnements d'oreille. Elle a commencé il y a sept ou huit ans à entendre des voix de femmes qui se moquaient d'elle et à croire qu'on la poursuivait.

Pâleur de la face, traits réguliers, pupilles égales. Pas de phénomènes ataxiques, de trouble de la parole; sifflements d'oreille.

Aucune conscience de son état. Elle est persuadée de la réalité de ses hallucinations ; anémie.

10 septembre. — L'état restant le même, traitement par les injections sous-cutanées de chlorhydrate de morphine.

Dose initiale, 3 milligrammes deux fois par jour.

26 septembre. — La dose est arrivée à 9 centigrammes en deux fois, matin et soir. La malade n'a plus d'hallucinations ni de tintements d'oreille ; elle nous remercie des bons soins que nous lui avons donnés, et reconnaît qu'elle était malade. Elle admet que les voix qu'elle entendait étaient le fait de la maladie.

3 octobre. — Physionomie éveillée, n'a plus eu d'hallucinations.

25 octobre. — Suspension du médicament.

18 novembre. — La malade sort guérie. — Je l'ai revue depuis un certain nombre de fois jusqu'en 1880 ; la guérison s'était maintenue. Elle est morte de pneumonie en 1880.

Comment ne pas admettre la possibilité de guérison des vésanies les plus graves lorsqu'on assiste à l'amélioration de la malade suivante que je vous présente:

Hallucinations. — Excitation maniaque. — Incohérence absolue. — Amélioration. — La nommée W..., 30 ans, a eu une première atteinte de folie à l'âge de 18 ans.

Elle a fait à Sainte-Anne un premier séjour de cinq mois. Rechute en 1877. — Sortie en 1879.

Rechute en décembre 1880. — Elle est amenée dans mon service :

Incohérence absolue d'actes et de paroles. — La physionomie exprime la stupeur par moments; dans d'autres, elle montre les arbres, elle menace les malades; en frappe plusieurs. — Elle crache au visage de ceux qui s'approchent d'elle. Elle se traîne à terre ; elle se vautre dans les ruisseaux ; elle prend du sable et de la terre et elle s'en met dans la bouche.

Les jours de pluie elle mouille un linge d'eau sale et s'en frotte la figure. Elle se remplit la bouche de cailloux.

Elle a des hallucinations de l'ouïe ; elle entend des voix qui partent du sol.

Lorsque je lui parle, elle m'injurie avec de gros mots, elle me crache au visage et elle me dit entre autres, que j'ai quelque chose de dérangé dans le grumeau (*sic*). Cet état a duré près de deux ans.

Je l'ai traitée par le drap mouillé et les injections sous-cutanées de chlorhydrate de morphine.

Elle est aujourd'hui, mai 1882, dans un état très satisfaisant depuis trois mois.

Sa physionomie est avenante ; sa tenue est raisonnable. Elle travaille à la couture ; elle reste personnelle et elle a peu d'initiative.

Elle ne présente plus de délire, et ses réponses sont justes. Elle reconnaît avoir été bien malade. Elle a la mémoire des choses présentes. Au point de vue de guérisons ou de grandes améliorations possibles, ce cas m'a frappé beaucoup, parce que cette malade représentait le type de l'incohérence et de la déchéance absolues.

En résumé, je crois que l'on peut répondre à mon ami M. Luys, par des faits observés pendant un temps suffisant, que la folie chronique peut guérir même après cinq ans et que des malades peuvent rentrer dans la société.

Quelques-uns, ainsi que je l'ai déjà dit ici en 1874 (1), conservent « quelque chose d'anormal dans leur habitus » extérieur, dans leur manière d'être, dans leur sensibilité » ou bien encore il leur reste un certain degré d'origina- » lité, » mais j'ajoute que ces malades offraient fréquemment ces particularités de leur esprit et de leur caractère avant l'accès de folie et que ces originalités ne sauraient pas plus motiver le divorce qu'elles n'ont empêché le mariage.

(1) *Annales méd.-psych.* 1874, t. II, p. 233.

Paralysie générale

II. *Relativement au second point*, c'est-à-dire à la paralysie générale, je ne serais pas affirmatif comme mon savant ami M. Luys.

Des auteurs que l'on doit croire ont observé des cas de guérison de cette redoutable maladie.

Un malade a été observé par Morel. Il était atteint de paralysie générale, mais sous l'influence de la *puissante dérivation* qui résulta d'une suppuration du foie d'une *abondance incalculable*, il revint à la santé, et reprit son industrie de teinturier.

Un autre malade paralysé général fut observé par Ferrus, pendant vingt-cinq ans après sa guérison (1).

Il existe encore des observations publiées par Fabre (guérison consécutive à une amputation de cuisse) (2) et par M. Baillarger (guérison consécutive à une amputation de jambe). La guérison a été constatée cinq ans encore après (3).

Une observation de guérison d'un paralysé général, est due à Pinel (4). La guérison s'est maintenue dix ans.

Je vous présente un M. C... que j'ai guéri d'une paralysie générale déclarée incurable par un de nos maîtres les plus autorisés.

Paralysie générale guérie. — M. C..., âgé de trente-huit ans, courtier, est sobre ; mais s'est surmené par le travail. La maladie a débuté vers le 20 septembre 1877, par des troubles de la parole, des idées de grandeur, du tremblement de la marche, de l'inhabileté manuelle et de la fièvre. Le 10 octobre, il est déclaré paralysé général par un éminent aliéniste.

Je le vois le 12 octobre dans un état fébrile intense, avec du tremblement de la parole, de l'ataxie considérable des mains, de la langue, des lèvres, de l'incohérence, des idées de grandeur, de richesse. Je le fais placer dans la maison du Dr G...

(1) Lasègue (Thèse d'agrégation), p. 72.
(2) Fabre (Thèse).
(3) *Annales méd.-psych.* 1858, t. IV, p. 310.
(4) *Annales méd.-psych.* 1858. Séance du 28 juin.

Dans les jours qui suivent, amaigrissement considérable, titubation, inclinaison à droite pendant la marche, qui n'est possible qu'avec l'aide d'un bras ; état fébrile. T. axill. 39° 5. T. post-auriculaire, 38° 5. Sueurs profuses, eschares aux mains, délire de grandeur, d'exagération, incohérence, parole incompréhensible. Incontinence d'urine et de fèces. A la suite de la pose de deux cautères à la nuque, d'applications répétées de vésicatoires à l'occiput rasé, qui sont entretenus, et de prises quotidiennes de 40 centigrammes d'ergotine, la fièvre diminue, il se produit de l'amélioration.

Le 10 novembre, l'apparence générale est meilleure. L'amaigrissement a cessé. Il n'existe presque plus de tremblement de la parole. Pupille droite plus large.

Le traitement est continué.

21 novembre. — Pas d'ataxie de la langue ni des lèvres.

La pupille droite est plus large ; à peine un peu de tremblement de la parole. Le malade marche bien, me porte sur ses épaules, il reprend de l'embonpoint. La physionomie est redevenue intelligente.

Il me dit qu'il a eu un transport nerveux et sanguin à la tête ; il se souvient n'avoir pas vu sa femme depuis près de six semaines, mais il m'assure avec conviction qu'elle va accoucher fin décembre (cela n'est pas, elle doit accoucher en avril) ; qu'il a six garçons (rien de tout cela n'existe), que sa femme a eu quatre filles en deux accouchements pendant sa maladie. Du reste, il ne persiste pas dans ses idées lorsque je lui dis qu'elles sont fausses.

Même traitement.

4 décembre. — Apparence raisonnable, a la mémoire des dates, des jours, est un peu indifférent pour sa famille. Quelques idées ambitieuses relatives à la maison de commerce dans laquelle il est employé ; ces idées proviennent d'hallucinations de l'ouïe, qu'il nous raconte avec une grande précision. Il peut de nouveau signer son nom, et prononcer nettement quelques phrases.

Phosphate de chaux, — arsenic, — continuer l'ergotine et les cautères.

31 décembre. — Etat physique meilleur. L'inégalité pupillaire persiste. Il raconte chaque jour avec une grande conviction des choses nouvelles qu'il a entendu dire : ainsi, qu'il part ce soir pour Nice, qu'il est associé à partir de demain avec ses patrons, qu'il va le soir aller à l'Opéra,

qu'il faut qu'il sorte pendant quelques heures pour aller à l'enterrement de sa femme et de sa mère. —Un de ses amis vient le voir le jour où il parle de cette dernière idée délirante, et lui déclare que sa femme et sa mère se portent bien. Il l'embrasse avec effusion, en lui disant qu'il en est bien heureux, qu'il était malheureux de ce qu'on lui avait dit.

Il paraît avoir des hallucinations le jour et la nuit.

La mémoire revient, il se souvient des jours où on vient le voir, parle de faits récents et anciens.

Il manifeste de l'indifférence à l'endroit de sa famille, ne demande pas à la voir, et lorsque son ami vient le voir, il le quitte sans regret.

Le traitement est continué.

9 janvier 1878. — La parole est la mémoire sont nettes ; il reste encore de l'inégalité pupillaire.

Devant deux de ses amis, qui sont tout étonnés de la transformation, il parle avec précision et netteté de sa famille, demande où est sa femme, exprime le désir de la voir, parle de ses affaires, de ses espérances d'association avec son patron, de la gestion de sa société de secours. Son langage est posé et exact. Même traitement.

27 février. — Le malade peut être considéré comme guéri ; il se rend compte de tout ; n'a plus d'ataxie ; la mémoire et la parole sont normales ; il reste de l'inégalité pupillaire. Il a eu une entrevue très bonne avec sa femme, qui le retrouve tel qu'avant sa maladie. — Avec moi il parle d'une façon très naturelle de ses idées délirantes passées ; il est résigné à ne reprendre, d'après mes conseils, ses travaux qu'en octobre. D'ici là, il doit aller dans l'Oise, chez des frères, où il continuera le même traitement.

3 mai. — Il revient de province et va très bien. La parole est nette. Il ne présente plus d'ataxie. Au jour les pupilles sont égales, mais à la lumière artificielle la droite est un quart plus large que la gauche.

Entretenir les cautères.

1 dragée d'ergotine tous les jours.

1 granule de dioscoride chaque jour.

30 juin. — La guérison se maintient.

Juin 1882. — J'ai revu ce monsieur un certain nombre de fois. La guérison s'est maintenue. Il est gérant d'une maison de commerce importante. Il a supporté sans faiblir, il y a deux ans, la mort de sa femme, et il s'occupe de ses enfants en bon père de famille.

Voici encore une femme qui est entrée, il y a plusieurs années (en 1875), dans mon service dans un état de paralysie générale à la deuxième période.

Obs. — *Paralysie générale à la deuxième période. Traitement par les bains froids Guérison ou arrêt de la maladie depuis sept ans.* — La nommée Bi..., quarante ans, entre dans mon service le 25 mai 1875. Il y a quinze mois, elle est tombée dans un chagrin profond causé par la perte de sa fortune, et cet état mélancolique n'a pas cessé depuis. Peu à peu, son intelligence et sa mémoire ont diminué d'une façon notable. Elle est devenue insouciante, négligente, prodigue.

Depuis un an, les règles ont cessé et son état n'a fait qu'empirer. Plusieurs fois elle a eu des accès de fièvre, avec chaleur et frissons.

Dans les derniers temps, elle voulait rester couchée et laissait aller sous elle (urine et fèces). Elle n'a jamais eu d'attaques convulsives, n'a pas prononcé de paroles incohérentes, n'a jamais manifesté d'idées de richesses, ni paru avoir d'hallucinations.

A son arrivée, nous constatons de l'inégalité pupillaire, la gauche plus large. La malade ne reconnaît pas le poivre à l'odorat, et n'est pas impressionnée par l'odeur de cette substance. Sa langue présente de l'ataxie et un peu de tremblement fibrillaire à la pointe et sur les bords. On note encore un peu de tremblement dans tout le corps, surtout dans les membres supérieurs, principalement dans le gauche. Les mains étendues ne peuvent rester immobiles et la gauche est prise d'un tremblement très accentué. La sensibilité générale est un peu obtuse dans les bras et à la face. La force musculaire est suffisante ; la marche se fait bien, mais lentement. La malade est valide, elle gâte. Sa physionomie est sans expression, et il n'est pas possible de savoir son âge, de lui faire dire si elle souffre ; toutes les questions la laissent indifférente.

— Un bain quotidien de 12 à 14 degrés, pendant dix minutes.

8 octobre 1875. — On peut maintenant converser avec elle. Peu à peu, le tremblement fibrillaire et l'ataxie ont disparu. La malade le constate elle-même et sa physio-

nomie en exprime une satisfaction naturelle. La malade sait le jour, le mois, son âge; mais elle croit être ici depuis le mois de mars et n'a pas conscience de son état.

La pupille gauche est plus large; la parole un peu ânonnée. A l'odorat, elle prend du poivre pour du tabac et en éprouve une sensation piquante; elle le reconnaît à la vue. — La malade ne gâte plus; elle est propre, aide au ménage. — Aménorrhée.

Continuer les bains froids.

16 décembre. — Les règles, disparues depuis deux ans, reviennent aujourd'hui avec abondance et ne sont pas arrêtées par le bain froid.

27 décembre. — L'état s'améliore progressivement.

La malade a toutes les apparences de la santé, sa physionomie exprime l'intelligence. Elle sait le jour, le mois, la date de son entrée. Pupille gauche plus large.

Sa parole est encore un peu ânonnée; la langue n'offre plus d'ataxie, mais un léger tremblement fibrillaire. Pas de tremblement des membres. La malade reconnaît le poivre à l'odorat; sa sensibilité et sa marche sont normales. Elle reconnaît avoir été très malade, dit qu'elle n'avait plus d'idées, mais elle ne parle pas encore avec assez de calme de ses chagrins, de sa mère malade, de ses antécédents.

Depuis quarante-cinq jours, les bains sont pris à 20 degrés.

10 avril 1876. — Les règles reviennent de temps en temps. L'amélioration continue. La malade écrit à sa mère une lettre très bonne et dont les caractères sont bien tracés. Pupille gauche plus large.

Bains à 14 degrés.

27 juillet 1876. — Son état est tout à fait bien, la mine très bonne. Pas de menstruation depuis trois mois.

Elle a conscience d'avoir été bien malade, me dit qu'elle marchait lentement, qu'elle faisait sous elle, et me remercie de mes soins avec effusion. La parole présente encore par moments un peu d'hésitation.

Elle se souvient de la date de son entrée, ne présente plus d'ataxie, la marche est rapide et n'est plus embarrassée, mais l'inégalité pupillaire persiste, la gauche plus large.

Elle me dit que les pertes d'argent sont la cause de sa maladie. Elle sort à la demande de sa sœur.

15 octobre 1878. — Je l'ai revue plusieurs fois. Elle va

bien, travaille. Elle prend tous les deux jours, pendant dix minutes, un bain froid à 15 degrés. Elle n'a conservé de sa maladie qu'une très légère inégalité pupillaire, un peu d'embarras de la parole (diminution de netteté de l'articulation) et d'étonnement de la physionomie.

Mai 1882. — Je l'ai revue plusieurs fois par an.

Elle continue à prendre ses bains froids.

Elle tient le ménage de sa mère.

J'ai analysé en quelques lignes l'observation d'une des malades de mon service dont l'état d'amélioration permet la rentrée dans son ménage après six ans.

Paralysie générale subaiguë à la deuxième période. — *Traitement par les bains froids et les révulsifs; rémission depuis six ans.* — La nommée Fau..., trente-trois ans, est entrée à mon service à la Salpêtrière, le 28 octobre 1876, dans un état d'excitation maniaque.

Orpheline de bonne heure, élevée sans soins, la malade a été, encore jeune, victime d'un viol. Elle a eu, à dix-huit ans, la fièvre typhoïde. Mariée il y a deux ans. On a remarqué alors qu'elle avait une intelligence peu développée, qu'elle était peu instruite, ne sachant ni lire, ni faire grand chose, se mettant facilement en colère contre son mari, et ne pouvant pas supporter les ennuis ordinaires de la vie.

Depuis un an elle a éprouvé des douleurs de tête très vives, généralisées, presque continuelles, mais plus intenses au front et aux tempes. Ces douleurs, qui ont disparu depuis peu, se sont accompagnées, dans les derniers temps, de vomissements, de pleurs.

Depuis le début de sa maladie, il y a trois semaines, survenue sans apparence de fièvre ni trouble de la parole, elle présente des idées de richesses; elle disait que sa fortune était faite, qu'elle avait des millions, et elle donnait de l'argent à tort et à travers, alors qu'elle avait été très intéressée autrefois.

Depuis quinze jours, elle s'est mise à s'agiter, à parler sans cesse, et cet état a nécessité son placement. Elle entre dans mon service le 28 octobre 1876.

29 octobre. — Front moyen, crâne régulièrement conformé.

Pupilles inégales, la droite plus large. Elle paraît bien voir, bien entendre, prend l'odeur du poivre pour celle du camphre; elle parle continuellement; la voix est enrouée, la parole un peu ânonnée.

Pas de douleur rachidienne, mais la pression de la fosse iliaque gauche détermine une vive douleur. Force musculaire suffisante. Pas d'anesthésie, ni d'hyperesthésie.

Elle me dit son nom, prétend avoir vingt-quatre ans, être mariée, avoir douze enfants.

Au milieu de phrases incohérentes, impossibles à comprendre, on distingue les mots : « couronne, million, empereur, honneur. Nous avons toutes les couronnes, j'avais la grandeur. — Nous allons faire les honneurs aux médecins, c'est moi qui million, et c'est l'empereur ; » elle entremêle ses paroles de chants.

Agitation cette nuit.

Température rectale 37°,4 ; post-auriculaire gauche 36°,6. Cette température est de 3° au-dessus de la normale.

Vingt sangsues à la région mastoïdienne gauche.

Elle dit être bien malade, sait mon nom, croit être ici depuis sept à huit mois. La marche est normale, la force musculaire suffisante ; 64 pulsations. La malade est tranquille, couche sans être attachée, n'enlève plus les pièces de son pansement, s'occupe du ménage. Les cautères sont entretenus.

Février. — La température derrière les oreilles est maintenant de 32°, 2.

Bains froids d'abord à 20 degrés, puis à 12 degrés, d'une durée de dix minutes. — Entretenir un vésicatoire et deux cautères à la nuque.

22 avril. — Mine de bonne santé ; la malade mange bien, engraisse, travaille à la couture.

Pupille droite toujours plus large.

Elle croit être ici depuis deux ans ; prononce facilement les mots de cinq à six syllabes, mais son langage est encore incohérent. — Elle reste assise toute la journée.

25 mai. — Elle parle d'argent, du viol dont elle a été l'objet et dit ne pas être malade, avoir toute sa raison. Continuation des bains. Eschare au sacrum.

28 janvier 1878. — Caractère toujours très difficile. Parole nette, pas d'ataxie de la langue. Mémoire à peu près intacte. Il n'existe plus d'idées délirantes, il reste de l'inégalité pupillaire ; la menstruation se fait bien. — L'eschare a

duré six semaines. La malade travaille adroitement à la couture.

30 juillet. — uJsqu'à ce jour, les bains n'ont pas été discontinués un seul jour, sauf pendant les périodes cataméniales, et les caulères et vésicatoires entretenus.

Glace et compresses éthérées sur la tête.

30 octobre 1876. — Temp. rectale, 39°,6.

Vésicatoire à la nuque ; Kr B 5 gr. en lavement.

2 novembre. — Même état. Incohérence et exubérance de langage.

4 granules de digitaline Nativelle par jour ; Kr B. 5 gr. en lavement ; 2 cautères au sinciput.

9 novembre. —L'agitation persiste. Apparition des règles.

16 novembre. — Elle se plaint d'être malade. Elle reçoit ce matin la visite de son mari, le reconnaît et l'appelle par son nom. La fièvre a cessé. Entretenir les cautères ; 4 granule de digitaline Nativelle par jour.

4 décembre. — Elle cause d'une façon raisonnable, demande où elle est, pourquoi on lui met la camisole, dit que cela n'est pas nécessaire et elle promet de rester tranquille.

23 décembre. — Parole très ânonnée par moments. Pupilles inégales, la droite plus large. Elle ne sait pas le mois, mais dit que nous serons bientôt à Noël.

Son langage est toujours incohérent. Elle dit « qu'on la persécute, que tout le monde lui en veut, qu'on veut la faire guillotiner, qu'elle est morte, qu'elle a été enterrée, mais qu'elle est revenue. »

1er janvier 1877. — Toujours loquace et incohérente, parole mieux articulée. Pas d'ataxie de la langue ni des lèvres. Pupille droite plus large.

La physionomie respire la santé la meilleure. La parole est nette, rapide. La mémoire est entièrement intacte ; les facultés intellectuelles sont à peu prèsnormales. Il n'existe plus de délire ; je constate seulement un jeu de loquacité et d'enfantillage. Le caractère reste difficile ; mais cette défectuosité remonte à l'époque de sa fièvre typhoïde.

En résumé, cette femme était atteinte de paralysie générale subaiguë caractérisée par de la fièvre, des idées délivrantes de grandeur, de richesses, de l'exubérance et de l'incohérence du langage, de l'ataxie des muscles de la face, de la langue, des eschares, des troubles de la parole.— La maladie s'est arrêtée par un traitement consistant en révulsifs cutanés et en bains froids de dix minutes à la température de 12 degrés.

La possibilité de guérir ou d'améliorer jusqu'à leur rentrée dans la société, certains paralysés généraux, ressort en outre des guérisons que l'on obtient des manies congestives et de lypémanies congestives.

J'ai traité dans ces dernières années deux individus qui présentaient l'un le type de la manie congestive, l'autre celui de la lypémanie congestive accompagnée d'attaques épileptiformes.

Tous deux sont guéris. Voici une note sur chacun.

Manie congestive. Traitement par des vésicatoires et des cautères à la nuque pendant six mois. Guérison. — M. L..., âgé de trente-huit ans a été frappé de manie congestive à la suite de travaux excessifs et d'une spéculation effrénée à propos de la fête du 30 juin 1878. La manie congestive a été caractérisée entre autres, dans ce cas, par des idées de grandeur, de richesses, par un délire absolument incohérent et absurde. La maladie que j'ai soignée par un traitement révulsif et dérivatif très énergique, a pu être arrêtée dans sa marche. Ce monsieur a repris la direction de sa fabrique importante (200 ouvriers), et il va très bien.

Un M. G... a été pris de lypémanie avec idées de régénération du monde, actes absurdes, impressions de livres et de gravures qu'il a distribués en quantité énorme; attaques épileptiformes; idées hypocondriaques ayant pour sujet les intestins et la vessie. Un traitement approprié fait cesser tous les phénomènes depuis un an.

En résumé, quoique rare, la guérison de la paralysie générale n'est pas impossible; et puisque cette maladie, lorsqu'elle ne guérit pas, a une durée déterminée, je pense que la demande de divorce devrait être écartée.

En résumé, le divorce devrait être accordé lorsque par supercherie et par tromperie la famille d'un conjoint ou un conjoint qui est atteint d'épilepsie, de folie intermittente, de dipsomanie et d'imbécillité, n'en aura pas averti l'autre famille et l'autre conjoint.

Un mariage conclu pendant un intervalle lucide ne devrait pas être valable.

Le divorce serait accordé si l'un des conjoints prouvait dans une enquête que son conjoint est un de ces buveurs incorrigibles chez lesquels les excès alcooliques déterminent de la folie, fût-elle même transitoire.

Le divorce serait encore accordé à tout conjoint qui prouverait que son conjoint est devenu, depuis le mariage, dément alcoolique. La démence devrait durer depuis cinq ans.

Le divorce ne sera accordé pour aucun autre cas d'aliénation mentale, quelle que soit sa durée.

En tout cas, le divorce, pour cause de folie, ne serait pas prononcé sans une enquête et sans une consultation de *cinq médecins* qui ne rédigeraient leur rapport qu'après trois examens au moins de l'aliéné à quatre mois d'intervalle entre chaque examen.

780-82 — Paris, Imp. de l'*Étoile*, BOUDET, directeur, rue Cassette, 4.

9 782329 238685